HÉPATITE AUTO-IMMUNE

Comprendre, traiter et gérer une maladie hépatique chronique

DR. MATAMI JAMES

CONTENU

CHAPITRE 1

Introduction à l'hépatite auto-immune

L'hépatite auto-immune est une maladie hépatique chronique et progressive qui touche des millions de personnes dans le monde. Dans ce chapitre, nous explorerons la définition, le contexte historique et la portée de cette maladie.

1.1 Définition et explication de l'hépatite auto-immune

L'hépatite auto-immune est une maladie dans laquelle le système immunitaire de l'organisme attaque les cellules hépatiques, entraînant une inflammation et des dommages. La maladie peut survenir à tout âge, mais elle est plus fréquente chez les femmes que chez les hommes. Il existe deux types d'hépatites auto-immunes – type 1 et type 2 – qui sont classées en fonction de la présence de certains auto-anticorps dans le sang.

La cause exacte de l'hépatite auto-immune est inconnue, mais on pense que des facteurs génétiques et environnementaux jouent un rôle.

Les facteurs de risque courants comprennent les antécédents familiaux de la maladie, l'exposition à certains médicaments ou toxines, les infections virales et les maladies auto-immunes.

Les symptômes de l'hépatite auto-immune peuvent être légers ou graves et inclure de la fatigue, des malaises abdominaux, une jaunisse et une perte d'appétit. La maladie peut également entraîner des complications telles qu'une cirrhose, une insuffisance hépatique et un cancer du foie.

1.2 Contexte historique et découverte

Le premier cas d'hépatite auto-immune a été signalé en 1950 par un médecin nommé Waldenström, qui a décrit un groupe de patients souffrant d'inflammation chronique du foie et d'auto-anticorps dans le sang. Au fil des années, les chercheurs ont réalisé des progrès significatifs dans la compréhension de la physiopathologie, du diagnostic et du traitement de la maladie.

Dans les années 1960, les chercheurs ont identifié un type spécifique d'auto-anticorps appelé anticorps antinucléaire (ANA) présent chez de nombreux patients atteints d'hépatite auto-immune. Dans les années 1970, un système de notation diagnostique a été développé, permettant aux médecins d'évaluer la gravité de la maladie et de surveiller la réponse des patients au traitement.

Ces dernières années, les progrès des tests génétiques et de l'immunologie ont permis de mieux comprendre les mécanismes sous-jacents de l'hépatite auto-immune. Cependant, il reste encore beaucoup à apprendre sur la physiopathologie complexe de la maladie et sur les stratégies de traitement optimales.

1.3 Portée et importance de la maladie

L'hépatite auto-immune constitue un problème de santé publique important, avec environ 2 à 3 millions de personnes touchées dans le monde. La maladie peut entraîner une morbidité et une mortalité importantes, et un diagnostic et un traitement précoces sont essentiels pour améliorer les résultats pour les patients.

Malgré la disponibilité de traitements efficaces, de nombreux patients atteints d'hépatite auto-immune continuent de souffrir d'une inflammation chronique du foie et d'une progression vers une cirrhose, une insuffisance hépatique et un cancer du foie.

Des recherches supplémentaires sont nécessaires pour améliorer notre compréhension de la physiopathologie de la maladie, identifier de nouvelles cibles thérapeutiques et développer des stratégies de traitement plus efficaces.

CHAPITRE 2

Causes et facteurs de risque de l'hépatite auto-immune

L'hépatite auto-immune est une maladie complexe avec de multiples causes sous-jacentes et facteurs de risque. Dans ce chapitre, nous explorerons les différents facteurs qui contribuent au développement et à la progression de cette maladie.

2.1 Génétique et histoire familiale

La génétique joue un rôle important dans l'hépatite auto-immune et il existe un lien étroit entre la maladie et certains gènes de l'antigène leucocytaire humain (HLA). Des études ont montré que les individus porteurs d'allèles HLA spécifiques, tels que HLA-DR3, HLA-DR4 et HLA-DRB1, courent un risque accru de développer une hépatite auto-immune.

Les antécédents familiaux constituent un autre facteur de risque important, car la maladie est plus fréquente chez les personnes dont les proches ont reçu un diagnostic de maladies auto-immunes ou de troubles hépatiques.

2.2 Facteurs environnementaux

Des facteurs environnementaux, tels que l'exposition à certains médicaments et toxines, peuvent déclencher une hépatite auto-immune chez les individus génétiquement prédisposés. Des médicaments tels que la nitrofurantoïne, la minocycline et la méthyldopa ont été impliqués dans le développement de l'hépatite auto-immune.

D'autres facteurs environnementaux pouvant contribuer à la maladie comprennent l'exposition à des virus, des bactéries et d'autres agents infectieux. En particulier, l'infection par le virus de l'hépatite C (VHC) a été associée au développement d'une hépatite auto-immune.

2.3 Infections et déclencheurs

Les infections peuvent déclencher une hépatite auto-immune chez les personnes sensibles, en particulier chez celles qui ont une prédisposition génétique à la maladie. Les infections virales telles que les hépatites A, B et C, ainsi que le cytomégalovirus (CMV) et le virus d'Epstein-Barr (EBV), ont été associées au développement de l'hépatite auto-immune.

D'autres déclencheurs peuvent exacerber la maladie, notamment l'alcool, l'obésité et certaines maladies auto-immunes telles que la polyarthrite rhumatoïde, le lupus et la thyroïdite.

2.4 Autres facteurs de risque et facteurs contributifs

D'autres facteurs de risque pouvant contribuer au développement de l'hépatite auto-immune comprennent le sexe, l'âge et la race. Les femmes sont plus susceptibles de développer la maladie que les hommes, et la maladie est le plus souvent diagnostiquée chez les personnes âgées de 15 à 40 ans. Certains groupes ethniques, comme les Hispaniques et les Caucasiens, courent également un risque accru de développer la maladie.

D'autres facteurs pouvant jouer un rôle dans le développement de l'hépatite auto-immune comprennent les déséquilibres du microbiome intestinal, le stress et les changements hormonaux.

En conclusion, l'hépatite auto-immune est une maladie multifactorielle avec de multiples causes sous-jacentes et facteurs de risque. Une meilleure compréhension de ces facteurs est cruciale pour le développement de stratégies efficaces de prévention et de traitement.

CHAPITRE 3

Symptômes et diagnostic de l'hépatite auto-immune

L'hépatite auto-immune est une maladie hépatique chronique qui peut être difficile à diagnostiquer en raison de ses symptômes variés et non spécifiques.

Dans ce chapitre, nous explorerons les différents types d'hépatite auto-immune, les symptômes et signes courants ainsi que les procédures de diagnostic utilisées pour confirmer un diagnostic.

3.1 Types d'hépatite auto-immune

Il existe deux principaux types d'hépatite auto-immune : le type 1 et le type 2. Le type 1 est la forme la plus courante de la maladie et se caractérise par la présence d'anticorps dirigés contre les muscles lisses (SMA) et/ou les microsomes hépatiques/rénaux (LKM). . Le type 2 est moins fréquent et se caractérise par la présence d'anticorps contre les microsomes hépatiques/rénaux de type 1 (LKM-1) et/ou le cytosol hépatique de type 1 (LC-1).

3.2 Symptômes et signes

Les symptômes de l'hépatite auto-immune peuvent varier considérablement et certains patients peuvent rester asymptomatiques pendant une longue période. Les symptômes et signes courants comprennent :

- Fatigue

- Inconfort ou douleur abdominale

- Jaunisse

- Démangeaison

- Nausée et vomissements

- Perte d'appétit

- Douleurs ou gonflements articulaires

- Angiomes araignées (petits vaisseaux sanguins

  rouges ressemblant à des araignées sur la peau)

Dans certains cas, l'hépatite auto-immune peut présenter des symptômes aigus, tels que de la fièvre, des douleurs abdominales et une hypertrophie du foie. Ceci est connu sous le nom d'hépatite auto-immune aiguë et peut rapidement évoluer vers une insuffisance hépatique si elle n'est pas traitée.

3.3 Tests de laboratoire et études d'imagerie

Les tests de laboratoire et les études d'imagerie sont essentiels pour le diagnostic de l'hépatite auto-immune. Les analyses de sang peuvent détecter la présence d'auto-anticorps, d'enzymes hépatiques élevées et de signes d'inflammation hépatique. Les études d'imagerie, telles que l'échographie, la tomodensitométrie ou l'IRM, peuvent également aider à identifier les lésions hépatiques et à exclure d'autres maladies du foie.

3.4 Critères et procédures de diagnostic

Le diagnostic de l'hépatite auto-immune repose sur une combinaison de résultats cliniques, de résultats de laboratoire et d'études d'imagerie. Les critères de diagnostic de l'hépatite auto-immune comprennent la présence d'auto-anticorps, des enzymes hépatiques élevées et des signes d'inflammation du foie lors d'une biopsie hépatique.

La biopsie du foie est la référence en matière de diagnostic de l'hépatite auto-immune, car elle peut fournir une évaluation détaillée du degré d'atteinte hépatique et de la présence d'inflammation et de fibrose.

En conclusion, le diagnostic de l'hépatite auto-immune peut être difficile en raison de ses symptômes variés et non spécifiques. Une évaluation approfondie, comprenant des tests de laboratoire, des études d'imagerie et une biopsie hépatique, est nécessaire pour un diagnostic précis. La détection et le traitement précoces sont cruciaux pour prévenir la progression de la maladie et minimiser le risque de complications.

CHAPITRE 4

Traitement et prise en charge de l'hépatite auto-immune

L'hépatite auto-immune est une maladie auto-immune chronique qui nécessite une prise en charge à long terme pour prévenir les complications et maintenir la fonction hépatique. Dans ce chapitre, nous discuterons des différentes options de traitement disponibles pour l'hépatite auto-immune, notamment les médicaments, les modifications du mode de vie, la chirurgie et les thérapies alternatives.

4.1 Médicaments et drogues utilisés pour le traitement

Le traitement principal de l'hépatite auto-immune repose sur des médicaments destinés à supprimer le système immunitaire et à réduire l'inflammation du foie. Les médicaments les plus couramment utilisés pour traiter l'hépatite auto-immune comprennent :

- Corticostéroïdes : ces médicaments, tels que la prednisone et le budésonide, sont utilisés pour réduire l'inflammation et supprimer le système immunitaire.

- Azathioprine : Ce médicament immunosuppresseur est souvent utilisé en association avec des corticostéroïdes pour maintenir la rémission et réduire le risque de rechute.

- Mycophénolate mofétil : ce médicament est une alternative à l'azathioprine et est utilisé chez les patients qui ne peuvent pas tolérer l'azathioprine ou qui n'y répondent pas.

Le but du traitement médicamenteux est d'induire une rémission et de la maintenir à long terme. Les patients doivent être surveillés de près pour déceler les effets secondaires et peuvent nécessiter des ajustements à leur régime médicamenteux au fil du temps.

4.2 Modifications du régime alimentaire et du mode de vie

En plus du traitement médicamenteux, des modifications du régime alimentaire et du mode de vie peuvent aider à gérer l'hépatite auto-immune. Il est conseillé aux patients d'éviter l'alcool et de maintenir un poids santé grâce à une alimentation équilibrée et à une activité physique régulière. Dans certains cas, un régime pauvre en sel peut être recommandé pour réduire la rétention d'eau et l'enflure.

Les patients doivent également prendre des mesures pour réduire leur stress et se reposer suffisamment, car le stress et la fatigue peuvent aggraver les symptômes auto-immuns.

4.3 Chirurgie et transplantation hépatique

Dans les cas graves d'hépatite auto-immune, une intervention chirurgicale et une transplantation hépatique peuvent être nécessaires. Une intervention chirurgicale peut être pratiquée pour retirer une partie du foie ou pour soulager la pression sur le foie causée par une hypertrophie de la rate. La transplantation hépatique est une option de traitement pour les patients atteints d'une maladie hépatique terminale ou ceux qui ne répondent pas au traitement médical.

4.4 Thérapies alternatives et complémentaires

Des thérapies alternatives et complémentaires, telles que les suppléments à base de plantes, l'acupuncture et le yoga, peuvent également être utilisées pour gérer les symptômes et améliorer la qualité de vie. Cependant, il est important de discuter de ces thérapies avec un professionnel de la santé et de les utiliser en conjonction avec un traitement médical conventionnel.

En conclusion, l'hépatite auto-immune est une maladie auto-immune chronique qui nécessite une prise en charge à long terme. Un traitement médicamenteux, des modifications du régime alimentaire et du mode de vie, ainsi que la chirurgie ou la transplantation hépatique peuvent être utilisés pour gérer les symptômes et prévenir les complications. Les patients doivent travailler en étroite collaboration avec leurs prestataires de soins de santé pour élaborer un plan de traitement personnalisé et surveiller leur état au fil du temps.

CHAPITRE 5

Faire face à l'hépatite auto-immune

L'hépatite auto-immune peut avoir un impact significatif sur le bien-être émotionnel et psychologique d'un patient. Dans ce chapitre, nous discuterons de l'impact émotionnel et psychologique de la maladie, des groupes de soutien et des ressources disponibles, ainsi que des stratégies d'adaptation et des conseils pour aider les patients à gérer les défis liés à la vie avec une hépatite auto-immune.

5.1 Impact émotionnel et psychologique de la maladie

Le diagnostic d'une maladie chronique telle qu'une hépatite auto-immune peut être accablant et avoir un impact significatif sur le bien-être émotionnel et psychologique d'un patient. Les patients peuvent ressentir diverses émotions, notamment la colère, la peur, l'anxiété et la dépression. Ils peuvent également se sentir isolés ou dépassés par les exigences liées à la gestion de leur maladie.

Il est important que les patients reconnaissent l'impact émotionnel et psychologique de la maladie et recherchent du soutien et des ressources pour les aider à y faire face.

5.2 Groupes de soutien et ressources

Il existe de nombreux groupes de soutien et ressources disponibles pour aider les patients atteints d'hépatite auto-immune à gérer l'impact émotionnel et psychologique de la maladie. Ceux-ci peuvent inclure :

Groupes de soutien : les groupes de soutien peuvent offrir aux patients un environnement sûr et favorable pour partager leurs expériences, se connecter avec d'autres personnes souffrant de conditions similaires et apprendre des stratégies et des conseils d'adaptation.

Conseil et thérapie : le conseil et la thérapie peuvent aider les patients à gérer l'impact émotionnel et psychologique de la maladie, à apprendre des stratégies d'adaptation et à améliorer leur qualité de vie globale.

Ressources en ligne : de nombreuses ressources en ligne sont disponibles pour les patients atteints d'hépatite auto-immune, notamment du matériel pédagogique, des forums et des groupes de soutien en ligne.

5.3 Stratégies et conseils d'adaptation

En plus de rechercher du soutien et des ressources, il existe de nombreuses stratégies d'adaptation et conseils qui peuvent aider les patients à gérer les défis liés à la vie avec une hépatite auto-immune. Ceux-ci peuvent inclure :

- En savoir plus sur la maladie : les patients peuvent s'autonomiser en en apprenant le plus possible sur la maladie, ses symptômes et les options de traitement.

- Développer un système de soutien : les patients peuvent contacter leur famille, leurs amis et les prestataires de soins de santé pour obtenir du soutien et de l'aide.

- Rester positif : Rester positif et se concentrer sur les choses qui apportent de la joie et du bonheur peut aider les patients à gérer l'impact émotionnel et psychologique de la maladie.

- Gérer le stress : les patients peuvent gérer leur stress grâce à des activités telles que la méditation, la respiration profonde ou le yoga.

- Maintenir un mode de vie sain : Les patients peuvent maintenir un mode de vie sain en suivant une alimentation équilibrée, en faisant régulièrement de l'exercice et en évitant l'alcool et le tabac.

En conclusion, vivre avec une hépatite auto-immune peut être difficile, mais il existe de nombreuses ressources et stratégies d'adaptation disponibles pour aider les patients à gérer l'impact émotionnel et psychologique de la maladie. En recherchant du soutien, en développant des stratégies d'adaptation et en maintenant un mode de vie sain, les patients peuvent améliorer leur qualité de vie et gérer les défis liés à l'hépatite auto-immune.

CHAPITRE 6

Prévention et pronostic

L'hépatite auto-immune est une maladie chronique qui nécessite une prise en charge et une surveillance continues. Dans ce chapitre, nous discuterons des stratégies de prévention et des changements de mode de vie, du pronostic et des perspectives à long terme des patients atteints d'hépatite auto-immune, ainsi que des complications et des risques potentiels.

6.1 Stratégies de prévention et changements de mode de vie

Il n'existe aucun moyen connu de prévenir l'hépatite auto-immune, mais il existe certaines stratégies et changements de mode de vie que les patients peuvent adopter pour aider à gérer la maladie et réduire le risque de complications. Ceux-ci peuvent inclure :

- Maintenir un mode de vie sain : les patients doivent s'efforcer de maintenir un mode de vie sain en suivant une alimentation équilibrée, en faisant régulièrement de l'exercice, en évitant l'alcool et le tabac et en se reposant et en dormant suffisamment.

- Éviter les déclencheurs : les patients doivent travailler avec leur médecin pour identifier et éviter les déclencheurs qui peuvent exacerber leurs symptômes ou provoquer des poussées.

- Se faire vacciner : les patients doivent s'assurer qu'ils sont à jour sur tous les vaccins recommandés, y compris les vaccins contre l'hépatite A et B.

- Gestion d'autres problèmes de santé : les patients atteints d'hépatite auto-immune peuvent également souffrir d'autres problèmes de santé qui nécessitent une prise en charge, comme le diabète ou l'hypertension artérielle. Il est important que les patients travaillent avec leur professionnel de la santé pour gérer efficacement ces conditions.

6.2 Pronostic et perspectives à long terme

Le pronostic des patients atteints d'hépatite auto-immune varie en fonction de la gravité de la maladie et de la rapidité avec laquelle elle est diagnostiquée et traitée. Avec un traitement et une prise en charge appropriés, de nombreux patients peuvent obtenir une rémission et mener une vie relativement normale.

Cependant, certains patients peuvent éprouver des complications ou nécessiter un traitement continu pour gérer leurs symptômes. Dans de rares cas, la maladie peut évoluer vers une cirrhose ou une insuffisance hépatique, pouvant mettre la vie en danger.

Il est important que les patients travaillent en étroite collaboration avec leur professionnel de la santé pour surveiller leur état et ajuster leur plan de traitement si nécessaire. Des examens et une surveillance réguliers peuvent aider à identifier précocement toute complication et à prévenir d'autres dommages au foie.

6.3 Complications et risques potentiels

Les complications de l'hépatite auto-immune peuvent inclure :

- Cirrhose : Au fil du temps, l'inflammation causée par la maladie peut entraîner des cicatrices sur le foie, qui peuvent évoluer vers une cirrhose.

- Insuffisance hépatique : dans les cas graves, l'hépatite auto-immune peut entraîner une insuffisance hépatique, qui peut mettre la vie en danger et nécessiter une transplantation hépatique.

- Risque accru de cancer du foie : les patients atteints de cirrhose ou d'hépatite auto-immune de longue date peuvent présenter un risque accru de développer un cancer du foie.

Les patients doivent travailler en étroite collaboration avec leur médecin pour surveiller leur état et gérer toute complication ou risque potentiel. Avec un traitement et une prise en charge appropriés, de nombreux patients peuvent atteindre une rémission et mener une vie saine et productive.

CHAPITRE 7

Conclusion et orientations futures

Dans ce dernier chapitre, nous résumerons les points clés abordés dans ce livre, notamment les causes, les symptômes, le diagnostic, le traitement et la gestion de l'hépatite auto-immune. Nous discuterons également des recherches émergentes et des orientations futures pour le traitement et la gestion de cette maladie, et fournirons quelques réflexions et recommandations finales aux patients et aux prestataires de soins de santé.

7.1 Résumé du contenu du livre et principaux points à retenir

L'hépatite auto-immune est une maladie chronique qui peut entraîner des lésions hépatiques et d'autres complications si elle n'est pas traitée. Elle est causée par une réponse immunitaire anormale qui cible les cellules hépatiques, entraînant une inflammation et des dommages.

Les symptômes de l'hépatite auto-immune peuvent varier considérablement, mais peuvent inclure de la fatigue, des douleurs abdominales, une jaunisse et d'autres symptômes. Le diagnostic implique généralement une combinaison d'analyses sanguines, d'études d'imagerie et de biopsie hépatique.

Le traitement implique généralement des médicaments pour supprimer le système immunitaire et réduire l'inflammation, ainsi que des modifications du mode de vie pour favoriser la santé du foie. Dans les cas graves, une transplantation hépatique peut être nécessaire.

Le pronostic des patients atteints d'hépatite auto-immune varie, mais avec un traitement et une prise en charge appropriés, de nombreux patients peuvent atteindre une rémission et mener une vie saine et productive.

7.2 Recherche émergente et orientations futures en matière de traitement et de prise en charge

Bien que les traitements actuels contre l'hépatite auto-immune soient efficaces pour de nombreux patients, des recherches sont en cours visant à développer de nouvelles thérapies et à améliorer celles existantes. Certains domaines de recherche émergents comprennent :

- Biomarqueurs pour le diagnostic et la surveillance : les chercheurs explorent de nouveaux biomarqueurs qui peuvent aider à diagnostiquer et à surveiller l'hépatite auto-immune de manière plus précise et non invasive.

- Nouveaux médicaments et approches thérapeutiques : les chercheurs explorent de nouveaux médicaments et approches thérapeutiques susceptibles d'améliorer les résultats pour les patients atteints d'hépatite auto-immune et de réduire le risque de complications.

- Médecine de précision : les chercheurs explorent l'utilisation d'approches de médecine de précision pour adapter les plans de traitement à chaque patient en fonction de ses caractéristiques génétiques et autres.

7.3 Réflexions finales et recommandations

L'hépatite auto-immune est une maladie grave qui nécessite une prise en charge et une surveillance continues. Les patients doivent travailler en étroite collaboration avec leur médecin pour élaborer un plan de traitement personnalisé qui répond à leurs besoins et objectifs individuels.

Des modifications du mode de vie, telles que le maintien d'une alimentation saine et la pratique régulière d'une activité physique, peuvent également contribuer à soutenir la santé du foie et à améliorer le bien-être général.

Enfin, il est important que les patients se tiennent au courant des dernières recherches et options de traitement concernant l'hépatite auto-immune, et qu'ils travaillent avec leur médecin pour ajuster leur plan de traitement si nécessaire. Grâce à des soins et à une prise en charge continus, de nombreux patients peuvent obtenir une rémission et mener une vie saine et productive.